BEI GRIN MACHT SICH IHR WISSEN BEZAHLT

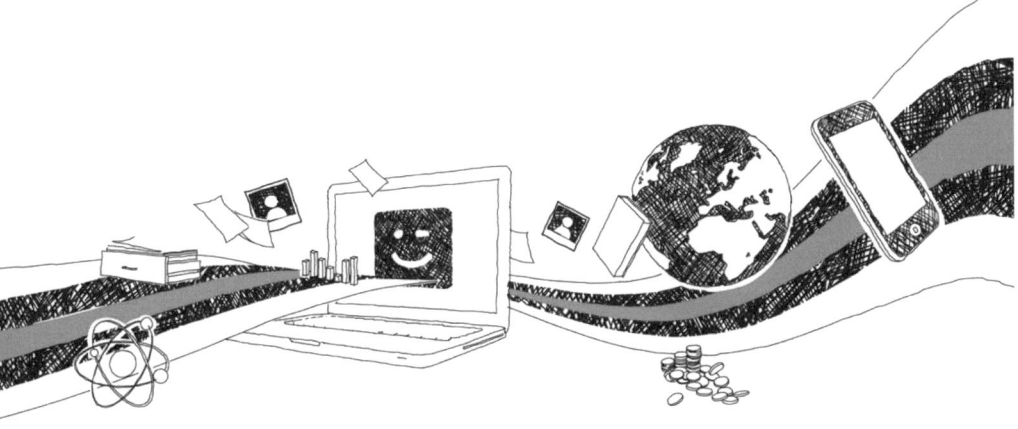

- Wir veröffentlichen Ihre Hausarbeit, Bachelor- und Masterarbeit

- Ihr eigenes eBook und Buch - weltweit in allen wichtigen Shops

- Verdienen Sie an jedem Verkauf

Jetzt bei www.GRIN.com hochladen und kostenlos publizieren

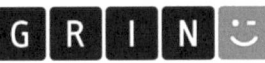

Assessment Instrumente in der Forensischen Psychiatrie. Wie effektiv ist das Gezeitenmodell Assessment im Vergleich zum standardisierten Aufnahmeassessment Forensik?

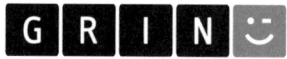

Bibliografische Information der Deutschen Nationalbibliothek:

Die Deutsche Nationalbibliothek verzeichnet diese Publikation in der Deutschen Nationalbibliografie; detaillierte bibliografische Daten sind im Internet über http://dnb.d-nb.de abrufbar.

ISBN: 9783346719973
Dieses Buch ist auch als E-Book erhältlich.

© GRIN Publishing GmbH
Nymphenburger Straße 86
80636 München

Druck und Bindung: Books on Demand GmbH, Norderstedt Germany
Gedruckt auf säurefreiem Papier aus verantwortungsvollen Quellen

Das Buch bei GRIN: https://www.grin.com/document/1268752

Umsetzung von Assessment Instrumenten in der Forensischen Psychiatrie

Wie effektiv ist das Gezeitenmodell Assessment im Vergleich zum standardisierten Aufnahmeassessment Forensik?

Fachhochschule der Diakonie (FHdD)

Studiengang Psychische Gesundheit / Psychiatrische Pflege

Modul 6: Assessment und klinische Entscheidungsfindung

Abgabetermin: 13.11.2019

Inhaltsverzeichnis

1. Einleitung

In Deutschland werden circa 9000 Menschen in Kliniken für Forensische Psychiatrie und Psychotherapie auf Grundlage des §63 StGB stationär behandelt (Müller und Saimeh, 2017, S.3). Hat jemand eine rechtswidrige Tat im Zustand der Schuldunfähigkeit (§20) oder der verminderten Schuldfähigkeit (§21) begangen, so ordnet das Gericht die Unterbringung in einem psychiatrischen Krankenhaus an, wenn die Gesamtwürdigung des Täters und seiner Tat ergibt, dass von ihm infolge seines Zustandes erhebliche rechtswidrige Taten, durch welche die Opfer seelisch oder körperlich erheblich geschädigt oder erheblich gefährdet werden oder schwerer wirtschaftlicher Schaden angerichtet wird, zu erwarten sind und er deshalb für die Allgemeinheit gefährlich ist (Bundesamt für Justiz, Strafgesetzbuch, 2019, S.39). Dabei handelt es sich in Kliniken des Landschaftsverband Westfalen-Lippe (LWL) in 63% der Fällen um Patienten mit einer Psychose, in 23 % der Fällen um eine Persönlichkeitsstörung und den kleinsten Teil machen Intelligenzminderung, Störungen durch Alkohol und andere psychotrope Substanzen, Hirnorganische Störungen und sonstige Diagnosen mit zusammen 14% (LWL Maßregelvollzug, 2018). Bei der Aufnahme in den Maßregelvollzug durchläuft jeder Patient ein Aufnahmeprogramm, unabhängig seiner Diagnose. Zu diesem Aufnahmeprogramm gehört ein Aufnahmeassessment, welches von der Pflege durchgeführt wird, eigens für den Maßregelvollzug (MRVK) des Landschaftsverband Westfalen-Lippe entwickelt. Eine gründliche Informationssammlung ist Grundlage für die weitere Planung des Pflegeprozesses. Der Pflegeprozess nach Fiechter und Meier (2015, S.31) gliedert sich in die sechs Schritte: Informationssammlung, Erstellung von Pflegediagnosen, Formulierung der Pflegeziele, Planung der Pflegemaßnahmen, Durchführung der Pflegeinterventionen und Evaluation der Pflegeziele. Die Informationssammlung als erster Schritt gilt als Grundlage für die weitere Planung und Durchführung der Pflege. Für die Sammlung von Informationen zu physischen, psychischen und sozialen Gegebenheiten des Patienten wird ein Aufnahmeassessment durchgeführt. Die vorliegende Arbeit setzt sich mit dem Vergleich des LWL Aufnahmeassessment für Forensische Psychiatrie (Forensik Assessment) mit dem Aufnahmeassessment der Universitätsklinik Köln (Gezeitenmodell Assessment) auseinander. Hierbei wird das Assessment auf einen Patienten mit einer schweren paranoiden Schizophrenie angewendet und nicht auf einen Patienten mit einer Persönlichkeitsstörung. Patienten im Maßregelvollzug sind gegen ihren Willen untergebracht und teilweise über Jahre chronifiziert. Inwieweit greift bei den immerhin 63% der Untergebrachten Patienten mit einer teils chronifizierten Psychose das Forensik Assessment und wo ist das Gezeitenmodell Assessment dem aktuellen Stand der Wissenschaft besser angepasst und auch Patientenorientierter in ihrer jeweiligen Krankheitsphase. Empowerment, Autonomie und Recovery sind Wörter die in der Forensischen Psychiatrie immer weiter an Bedeutung gewinnen und in der ganzheitlichen Behandlung von psychisch Erkrankten nicht mehr wegzudenken sind. Das Ziel dieser Hausarbeit soll sein, zu zeigen, welches Aufnahmeassessment effektiv im Arbeitsalltag ist.

2. Methode

Meine Hausarbeit habe ich zusammen mit Herr G. im gegenseitigen Austausch geschrieben. Die Teilnahme erfolgte freiwillig. Mündlich und schriftlich erfolgte eine Aufklärung darüber, dass keinerlei Rückschlüsse auf persönliche Daten im Rahmen dieser Hausarbeit gezogen werden können. Zusätzlich wurde vor Beginn festgelegt, dass Herr G. jederzeit das Interview abbrechen oder einzelne Antworten verweigern kann. In meiner Hausarbeit geht es um das Forensik Assessment und um das Gezeitenmodell Assessment. Die Assessments wurden mit Herr G. in drei Sitzungen an drei aufeinanderfolgenden Tagen geschrieben. An Tag 1 ging es in einer Stunden um das Forensik Assessment. An Tag 2 ging es zwei Stunden um das Gezeitenmodell Assessment und an Tag 3 wurde mit Herr G. zusammen über die beiden Assessments gesprochen und welche positiven beziehungsweise negativen Aspekte aufgefallen sind

3. Arbeitssetting und Autorin

Seit dem 1.11.2016 arbeite ich als examinierte Gesundheits- und Krankenpflegerin auf einer Station für Aufnahmepatienten und Langzeituntergebrachte in der LWL Klinik Herne. Die MRVK Herne wurde 2011 als fünfte von sechs neuen Kliniken eröffnet und behandelt 90 männliche Patienten die nach §63 Strafgesetzbuch untergebracht sind. Sie ist speziell ausgerichtet auf die Therapie und Sicherung von männlichen Patienten mit Psychosen und Persönlichkeitsstörungen, die aufgrund ihrer Erkrankung eine Straftat begangen haben. Die MRVK Herne deckt nach dem Regionalisierungskonzept des NRW-Gesundheitsministeriums den Bedarf an Maßregelvollzugsplätzen für den Landgerichtsbezirk Bochum. Auf meiner Station leben 21 Patienten mit chronischen Psychosen, die sich alle in einem Stadium ihrer Unterbringung befinden, in welchem die Reduktion der Gefährlichkeit aus unterschiedlichen Gründen nicht oder nur in geringem Maße möglich ist. Sie sind alle untergebracht in 16

Einzel- und Doppelzimmern sowie in zwei Kriseninterventionsräumen. Die Station wird in erster Linie als ein Ort verstanden, der auf Langfristigkeit, die Stärkung von Autonomiebedürfnissen und Verbesserung der Lebensqualität angelegt ist aber nicht notwendigerweise als Endstation gilt. Bei Langzeitpatienten liegt der Fokus auf den individuellen Bedürfnissen, auf Sinngebung und den Aufbau beziehungsweise Erhalt der Lebensperspektive. Es wird dem Patienten unter Berücksichtigung des Sicherheitsaspektes ein höchstmögliches Maß an Selbst- und Mitbestimmung gewährt. Der Alltag gestaltet sich Bedürfnisorientert und das Augenmerk liegt nicht auf der Veränderung des Patienten, sondern auf der Akzeptanz seiner Defizite (LWL Behandlungskonzept, 2016). Die MRVK Herne ist geschlossen und die Patienten haben je nach persönlichem Status die Möglichkeit zwischen 6.45Uhr und 21.45Uhr die Gemeinschaft auf der Station zu nutzen und an verschiedenen Aktivitäten teilzunehmen. Diese Aktivitäten finden wertfrei und ohne festen Blick auf den therapeutischen Hintergrund statt. Es soll ein miteinander entstehen, sodass die Mitarbeiter als Teil der Wohngemeinschaft verstanden werden zum Beispiel beim gemeinsamen Kochen, Kinoabenden, begleiteten Geländeausgang, Kickern, tiergestützten Interventionen mit den Minischweinen im Freihof und weiteres. Ich arbeite im 3 Schichtsystem mit mindestens einem weiteren männlichen Mitarbeiter des Pflege- und Erziehungsdienstes. Es gilt auf der Station das Konzept der Bezugspflege. Die Bezugspfleger sind Ansprechpartner, Unterstützer im Alltag und besten Falls auch Vertrauensperson für den Patienten. Die Arbeit gestaltet sich aufgrund der verschiedenen Diagnosen, Persönlichkeiten und Delikten täglich neu und fordert das Geschick im richtigen Umgang mit manifestierten psychotischen Patienten die über Jahre untergebracht sind.

4. Informationen zur Lebens- und Krankheitsgeschichte

Herr G wurde 1969 in Dortmund als zweites Kind seiner Eltern geboren. Er hat eine 11 Jahre ältere Schwester. Sein Vater ist an Krebs verstorben, als Herr G. 6 Jahre alt war. Herr G. hat keinen Kontakt zu seiner Mutter oder seiner Schwester, weil in der Familie Erbstreitigkeiten bestanden haben und er sich benachteiligt gefühlt habe. Nach dem Besuch der Grundschule wechselte Herr G. zunächst auf die Realschule, welche er erfolgreich abschloss und auf das Gymnasium wechselte. Das Abitur konnte er nicht erreichen, weil seiner Meinung nach seine Noten schlechter gemacht wurden. Im Anschluss absolvierte er den Wehrdienst und erhielt als Auszeichnung die Ehrennadel der SED-Partei. Festellungen dazu, ob Herr G. tatsächlich Wehrdienst geleistet hat konnte nicht getroffen werden. Nachdem sich im Jahr 1988 erstmals die Erkrankung an

3

einer schizophrenen Psychose manifestiert hat, ist es Herr G. nicht gelungen eine Berufsausbildung zu absolvieren. Seitdem sein Status als Schwerbehinderter anerkannt wurde, nach eigenen Angaben weil er in einer Schlägerei erheblich Einstecken musste, lebt er von staatlicher Unterstützung. Herr G. gibt an, neben seiner Tätigkeit als Reservist einer militärischen Einheit, ehemaliger Hobby-Hochleistungssportler und nach einem einjährigen Yoga-Kurs Religionswissenschaftler im Bereich des Buddhismus zu sein. In den 90er Jahren habe er Studiomusik gemacht und den Hip-Hop erfunden. Außerdem sei er im Bereich der Produktprüfung tätig. Aktuell wäre dies einer seiner Pläne für seinen weiteren Lebensweg, in einem Kiosk arbeiten und dafür sorgen dass Produkte echt und unbelastet seien. Herr G. rauchte vor der Unterbringung über 25 Jahre Marihuana, soweit es ihm zur Verfügung gestanden hat. Im Jahr 1988 wurde Herr G. erstmals wegen einer psychotischen Erkrankung stationär behandelt. Es folgten weitere mehrwöchige bis mehrmonatige Behandlungen in den 90er Jahren. Weil er eine dauerhafte Betreuung ablehnte, unterhielt er sporadischen Kontakt zum sozialpsychiatrischen Dienst des Gesundheitsamtes und erhielt Neuroleptika anlässlich einer ambulanten psychiatrischen Behandlung. Stationär wurde Herr G. zuletzt vom 19.01.2011-17.03.2011 behandelt bevor es zu den Taten die zur Unterbringung führten kam. Bei Herr G. besteht seit Ende der 80er Jahre eine schwere paranoide Schizophrenie, die mittlerweile chronifiziert ist und einhergeht mit paranoiden Erleben sowie Größenwahnideen. Herr G. verkennt hierdurch in vielen alltäglichen Situationen die Realität. Er ist der Auffassung, von Giftgasattacken heimgesucht zu werden und fühlt sich von der Umgebung unverstanden und in seinem Wunsch Gutes zu tun verkannt. Außerdem treten bei Herr G. sogenannte Paramnesien auf, was bedeutet, dass seine Erinnerungen die Wahnerlebnisse als eigene Lebensgeschichte aufnehme. Im Tatzeitraum bestand bei Herr G. ein akuter Schub der Erkrankung, wodurch er aufgrund des Wahnhaften Erlebens unfähig war, sein Unrecht einzusehen. Herr G. zeigt keinerlei Krankheitseinsicht und seine Medikamentencompliance ist unzureichend. Herr G. wurde am 12.09.2012 wegen versuchter schwerer räuberischer Erpressung unter anderem nach §63 Strafgesetzbuch verurteilt. Herr G. handelte in sämtlichen Fällen im Zustand der Schuldunfähigkeit gemäß §20 Strafgesetzbuch, da er aufgrund einer krankhaften seelischen Störung, nämlich seiner Erkrankung an einer chronischen schizophrenen Psychose, nicht in der Lage war das Unrecht seiner Taten einzusehen. Aufgrund der Ausführungen der Sachverständigen in der Hauptverhandlung ist die Kammer davon überzeugt, dass Herr G. in einem psychiatrischen Krankenhaus unterzubringen ist, da andernfalls erhebliche Straftaten von ihm zu erwarten sind und er für die Allgemeinheit gefährlich wäre. Seitdem ist Herr G. in der MRVK Herne untergebracht. Dort bewohnt er ein Doppelzimmer. Nach 7 Jahren der Unterbringung zeigt Herr G. weiterhin keine Krankheitseinsicht oder Medikamentencompliance. Er hat aufgrund seiner Größenwahnideen bislang an keiner Therapie oder Arbeitsgruppe teilgenommen. Seine Gedankengänge sind ferner umständlich mit Einengung des Denkens und Beschleunigung des Gedankengangs, zeitweilig auch starkes Gedankendrängen. Er zeigt ein ausgebautes und systematisiertes Wahnsystem ohne ausdrückliche Sinnestäuschungen sowie gelegentliche Derealisationsphänomene. Gespräche mit Herr G. zeigen sich schwierig, er schweift oft vom Thema ab und zeigt sich den Mitarbeitern der MRVK Herne deutlich misstrauisch gegenüber, weil seine Unterbringung auf Grund seiner Unschuld und seinem Stand bei der Bundeswehr nicht rechtens war und alle Mitarbeiter mitverantwortlich sind. In Gesprächen, in denen er in seinen Wahnideen nicht bestärkt wird, reagiert er teilweise mit deutlicher verbaler Aggression.

5. Definition zentraler Begriffe

Um die Umstände des Patienten und die Hintergründe des Assessments zu verstehen, ist eine genaue Definition zentraler Begriffe wie Recovery, Paranoide Schizophrenie, Empowerment und Autonomie notwendig.

5.1 Recovery

Recovery wird übersetzt mit „Genesung", „Wiedergewinnung", „Besserung". Es ist ein Veränderungsprozess, ein Weg um ein hoffnungsvolles und konstruktives Leben trotz der durch die psychische Erkrankung versursachten Einschränkungen zu leben (Schulz, 2012, S.231).„...eine gesundheitsorientierte und prozesshafte Einstellung, welche Hoffnung, Wissen, Selbstbestimmung, Lebenszufriedenheit und vermehrte Nutzung von Selbsthilfemöglichkeiten fördern will..." (Rabenschlag, Niedham, 2018,S.870 ff). Der Patient ist die Schlüsselfigur in seinem Heilungsprozess und übernimmt eine aktive Rolle, statt die des passiven Patienten. Es geht um die Hilfe zur Selbsthilfe.

5.2 Paranoide Schizophrenie

In internationalen Studien wird angegeben, dass die Punktprävalenz, sprich die Anzahl der zu einem definierten Zeitraum in einer bestimmten Bevölkerung an Schizophrenie erkrankten Personen, 4.6 pro 1000 Einwohner beträgt. Das Risiko einer Person im

Laufe ihres Lebens an einer Schizophrenie zu erkranken liegt bei 4.8-7,2 pro 1000 Einwohner (Deutsche Gesellschaft für Psychiatrie und Psychotherapie, Psychosomatik und Nervenheilkunde e. V. (DGPPN), 2019, S.19). Laut WHO ICD-10- Kapitel V (F) (2013) werden Schizophrene Störungen (F.20) gekennzeichnet durch charakteristische Störungen des Denkens und der Wahrnehmung, sowie inadäquate oder verflachte Affekte. Gedankeneingebung, Gedankenentzug, Wahnwahrnehmung, Kontrollwahn, Stimmen, die in der dritten Person den Patienten kommentieren oder über ihn sprechen sind die wichtigsten psychopathologischen Phänomene. Die Paranoide Schizophrenie (F.20.0) ist zudem durch beständige, häufig paranoide Wahnvorstellungen, begleitet von akustischen Halluzinationen und Wahrnehmungsstörungen gekennzeichnet. Es kommt zu Störungen des Antriebs und der Sprache, katatone Symptome fehlen entweder oder sind weniger auffallend.

5.3 Empowerment

Die Selbstbestimmung ist das Recht einer jeden Person. ,,Das aus der nordamerikanischen Emanzipationsbewegung stammende Konzept des Empowerment bedeutet übersetzt etwa <<Selbstbefähigung>>, <<Selbstbemächtigung>> und zielt darauf ab Stärke und Kraft zurückzugewinnen" (Knuf & Seibert 2000 zitiert von Rabenschlag & Needham, 2018, S.876).

5.4 Autonomie

Der Autonome Mensch ist frei in seiner Entscheidungs- und Handlungsfreiheit. ,,Autonomie bedeutet, dass man unabhängig und ohne Einfluss von außen funktioniert und das Recht hat, selbst zu entscheiden" (Sauter, 2018, S.653)

6. Durchführung der Assessments

Die Wahl der Assessments für diese Hausarbeit fiel auf das Forensik Assessment, welches standardmäßig bei jeder Aufnahme durchgeführt wird, sowie auf das Gezeitenmodell Assessment nach Phil Barker. Das Forensik Assessment ist ein standardisierter Erhebungsbogen, welcher mit Pflegeordnungskategorien (POK) arbeitet. Der Patient wird als ,,bio-psycho-soziale-spirituelle-Einheit" (Sauter, 2010, S 5f) gesehen und in jedem dieser Bereiche können Pflegethemen entstehen. Körper, Psyche, Soziales Leben und Sinn und Werte sind vier Pflegeordnungskategorien. Aufgrund des individuellen Krankheitserlebens und Krankheits- und Gesundheitsverständnisses gibt es eine weitere fünfte Pflegeordnungskategorie „Gesundheit und Krankheit" (ebd.) Innerhalb dieser fünf Pflegeordnungskategorien werden die Daten in insgesamt 22 Ebenen differenziert. Die fünf POK und die jeweiligen Ebenen sind alphabethisch sortiert. Das Assessment vermittelt ein Bild über den Pflegebedarf und die Ressourcen eines Patienten, es dient als Situationseinschätzung und wird zu Beginn des stationären Aufenthalts durchgeführt und fortlaufend aktualisiert. Aus dieser Situationseinschätzung erfolgt die Formulierung von Pflegediagnosen in enger Abstimmung zwischen Patient und der Pflege, sowie die dazugehörigen Maßnahmen. Damit werden die Schwerpunkte der Arbeitsbeziehung festgelegt und es wird der „Pflegeanlass" beschrieben und die Maßnahmen werden begründet (ebd.). Die Durchführung dieses Assessments ist strukturiert vorgegeben und zeigt nach Beantwortung aller Fragen, wo Ressourcen gefördert und Hilfe gebraucht wird. Zu Beginn geht es um den Aufnahmeerlass und die Erwartungen an die Behandlung, sowie um die aktuelle Befindlichkeit und die Kommunikation und Interaktion. Die Fragen wurden zum Teil offen und zum Teil zum ankreuzen gestellt. Dies zieht sich durch die nächsten Überpunkte wie Aktuelle Ressourcen, Ernährung; Selbstpflege; Schmerzen, Selbst-/ Fremdgefährdung; Orientierung/Bewusstsein, Krankheitsgeschehen, Denken; Stimmung; Antrieb; Selbstbild; Ängste, Soziale Kompetenz und Teilhabe. Bei der Ersteinschätzung durch das Assessment zeigt sich, wie das aktuelle Befinden ist und welche Probleme für den Patienten aktuell im Mittelpunkt stehen, andererseits lässt sich festlegen, ob der Patient im weiteren Verlauf seiner Behandlung in verschiedenen Bereichen eingeschränkt ist, zum Beispiel Kommunikation und Urteilsfähigkeit. Im konkreten Beispiel fühlte sich Herr G. durch den Aufbau des Assessments mit Fragen zum ankreuzen schnell ausgefragt und trotz des Versuch es nicht einfach lineal umzusetzen sondern als Gespräch aufzubauen, fällt es Herr G. schwer die Fragen zum kreuzen nicht einfach strukturiert abzuarbeiten oder im Monolog zu beantworten. Es wird transparent gearbeitet und Herr G. wünscht, dass die Antworten direkt notiert werden. Er lehnt es selbst ab die Kreuze zu setzen und Antworten zu schreiben. Herr G. schweifte während der Durchführung vermehrt ab, zum Beispiel bei Fragen zu dem Aufnahmeerlass und des aktuellen Befinden. Er gab an, dass er bedingt durch den Faschismus, Kommunismus und Staatsterrorismus entführt wurde, sein aktuelles befinden sei gut sehr gut bis ausgezeichnet und er empfange täglich Hilfe über Neurale Netzwerke aus dem Ausland. Herr G. schweifte bei diesen Fragen ab zu der Zeit vor dem Maßregelvollzug und zu seinen Unterstützern aus dem Ausland und bei der Bundeswehr. Durch das Gefühl des Ausfragens und des teilweise nicht verstanden werden durch Fragen zum Denken/ Wahrnehmung und Um gang mit der Erkrankung, welche von Seiten Herr G. nicht besteht wurde das Gespräch nach circa einer Stunde von der Seite von Herr G. beendet. Das Gezeitenmodell Assessment nach Phil Barker von der Universitätsklinik Köln gibt an, dass das Leben eine Reise ist und über einen Ozean der Erfahrungen führt. ,,Jede Form der menschlichen Entwicklung, einschließlich der Erfahrung von Gesundheit und Krankheit, beinhaltet Entdeckungen auf der Reise über jenen Ozean der Erfahrungen" (Köstlin, 2003, S.165.). Das Gezeitenmodell strebt danach ,,...dass Menschen an ihrer eigenen Genesung (Recovery) teilhaben, wenn sie diese nicht gar lenken sollen" (Schröck, Schulz, Needham, Abderhalden, 2008, S.13). Es arbeitet mit offenen Fragen aus Sicht des Patienten. Die Fragen sind vorgegeben und die Antworten sind frei formulierbar. Herr G. zeigte sich bei den Fragen aus Sicht des Patienten interessiert diese selbst niederzuschreiben. Das Assessment ist in drei Dimensionen unterteilt, um den Begriff der Person zu definieren, die Welt, das Selbst und die anderen, es geht um das Bedürfnis der Person verstanden zu werden, das Bedürfnis der Person nach emotionaler und physischer Sicherheit und die dritte Dimension fragt, welche Form der Unterstützung der Patient braucht um ein normales Leben führen zu können (ebd. S.164f). Es geht zunächst um die Entstehung und Auswirkung mit Fragen wie ,,So wirkte es sich auf mich aus" oder ,,So haben sich die Dinge mit der Zeit verändert". Weiter geht es mit der Bedeutung des hier und jetzt mit Fragen wie ,,Was sagt das alles über mich als Person aus? " oder ,,Was soll die Pflegeperson meiner Erwartung nach für mich tun?". Das Gezeitenmodell Assessment legt den Fokus darauf, welche Unterstützung Menschen brauchen um eine Krise zu überwinden oder in ihrem Leben wieder auf den Kurs zu kommen (ebd.). Das Ziel ist es nicht ,,normal" zu werden sondern dem Patienten in einem Gespräch die Gelegenheit zu geben sein Erleben zu beschreiben und einen persönlichen Pflegeplan, ausgerichtet auf die einzigartigen Bedürfnisse des Patienten zu erstellen. Es dient der gemeinsamen Planung und nicht der Kategorisierung. Es wird die Basis einer therapeutischen Arbeitsbeziehung gelegt und der Patient ist der Experte seines Lebens (Schulz, 2012, S.230ff). Erschwert wird dies im konkreten Beispiel durch die fehlende Krankheitseinsicht von Herr G., doch das Gezeitenmodell Assessment zielt darauf ab mit dem Wissen um seine Stärken und Schwächen die gesetzten Lebensziele zu verfolgen (ebd.). Das Assessment konnte in einem angeregten Gespräch ausgefüllt werden, Herr G. spiegelte so seine subjektiven Empfindungen und seine Selbsteinschätzung auch wenn dies durch seine Erkrankung beeinflusst wurde. Es wurde in diesem Gespräch deutlich, welche Wünsche und Ziele Herr G. für seinen weiteren Lebensweg hat, bei welchen er Hilfe benötigt und welche in Zukunft für ihn persönlich umsetzbar sind. In der Abschlussphase des Assessments wurde deutlich, dass Herr G. auch nach Jahren seiner Unterbringung die Chance bekommen hat seine Sicht der Dinge zu erzählen und gemeinsam mit der Autorin an seinen eigenen Lebenszielen zu arbeiten.

7. Diskussion

Insgesamt zeigt diese Hausarbeit die Unterschiede und Gemeinsamkeiten der beiden Assessments auf. Es wurden beide Assessments an einem Patienten mit paranoider Schizophrenie durchgeführt und auf Unterschiede und Gemeinsamkeiten geachtet. Bei dem Forensik Assessment sowie dem Gezeitenmodell Assessment geht es auf verschiedene Art darum die Ziele des Patienten zu fördern. Das Forensik Assessment legt seinen Schwerpunkt auf die Ressourcen und Problemerkennung. Das Assessment ist aufgeteilt in fünf Pflegeordnungskategorien und wird als standardisierter Erhebungsbogen mit fest formulierten Fragen zum frei beantworten oder zum ankreuzen durchgeführt. Daraufhin werden zusammen mit dem Patienten die Pflegediagnosen formuliert. Das Gezeitenmodell Assessment ist darauf ausgelegt das Subjektive Empfinden des Patienten zu verstehen und dem Patienten eine Hilfe zur Selbsthilfe zu leisten und ist nicht so fokussiert auf Ressourcen und Probleme wie das Forensik Assessment. Nach dem Gezeitenmodell Assessment will man nicht erreichen, dass ein Mensch ,,normal" wird, sondern dass er auf seinem individuellen Lebensweg die Unterstützung erhält die er braucht um in Eigenverantwortung seine persönlichen Ziele zu erreichen. Es sind offene Fragen aus Sicht der Patienten die frei beantwortet werden können. Dadurch fühlt sich der Patient im konkreten Beispiel wohler und es fördert ein angeregtes Gespräch. Die Sprache ist deutlich vereinfacht und aus Sicht des Patienten geschrieben, was es für den Patienten vereinfacht seine Geschichte zu erzählen, bei dem Forensik Assessment wird mit Fachsprache gearbeitet, was die Umsetzung durch den Patienten erschweren kann. Für Patienten im Maßregelvollzug kommt erschwerend hinzu, dass sie nicht freiwillig Hilfe für ihre Erkrankung suchen sondern vom Gericht aus untergebracht werden, dadurch kommt es durch die fehlende Krankheitseinsicht schnell zu falschen Informationen. Bei dem Forensik Assessment fühlte sich der Patient zeitweise ausgefragt und ohne Krankheitseinsicht auch nicht verstanden und kooperationsbereit. Je nach Phase der Erkrankung kann es für den Patienten einfach sein die Punkte fokussiert zu bearbeiten, im konkreten Beispiel wurde es anhand des Herr G. deutlich, dass es ihm leichter fiel das Gespräch durch offene Fragen wie im Gezeitenmodell Assessment durchzuführen. Es ist eine Flut an Fragen und Unterpunkten die die Konzentration und das Verständnis eines Patienten mit paranoider Schizophrenie schnell überfordert. Ein standardisierter Erhebungsbogen wird schnell trivial verstanden und lineal durchgeführt von der Pflegeperson, soll er doch als ein offenes Gespräch fungieren, so wie die offenen Fragen vom Gezeitenmodell Assessment den Patienten dazu leiten sollen seine Geschichte zu erzählen. Das Gezeitenmodell Assessment geht davon aus, dass die Pflegekräfte ihren Patienten nahe kommen und ihre Geschichte kennen müssen um ihn zu verstehen. Man beschäftigt sich nicht mit der Störung oder der Krankheit sondern ist darauf fokussiert Kontakt mit dem Menschen hinter der Krankheit herzustellen. Man soll nicht nach dem schlechten Suchen, wo der Hilfebedarf besteht und man als Pflegekraft eingreifen muss, sondern dem Patienten helfen selbst darauf zu kommen wie es in seinem Leben weitergehen soll. Das Forensik Assessment ist eher fokussiert darauf Probleme und Ressourcen auf andere Art zu erkennen und als Pflegekraft einzugreifen. Im konkreten Beispiel wird deutlich, dass die Auswertung des Forensik Assessments deutlich funktionaler ist und auf einen Blick erkennbar ist wo Hilfebedarf besteht. Bei dem Gezeitenmodell Assessment ist die Auswertung deutlich Zeitaufwendiger und es muss aus dem gesamten Gespräch das wichtigste herausgefiltert werden.

8. Fazit

Auf der Grundlage der Ergebnisse kann keine eindeutige Aussage gemacht werden, inwieweit die Intervention die individuellen Ziele des Patienten fördern kann. Es sind weitere Erhebungen für eine klare Aussage von Nöten, weil es an nur einem Patienten getestet wurde und dadurch nicht auf alle Patienten geschlossen werden kann. Man muss die Diagnose und den Zustand des Patienten beachten, in welcher Phase befindet er sich und wie steht es zum Beispiel um seine Konzentrationsfähigkeit und Kooperationsbereitschaft und wie verarbeitet er die Fragen in seiner Krankheitsphase. Nicht jeder Psychose Patient ist an langen Gesprächen interessiert oder Krankheitsbedingt dazu in der Lage, da ist der strukturierte Erhebungsbogen des Forensik Assessments von Vorteil. Doch sieht man an dem konkreten Beispiel, dass sich Herr G. deutlich wohler im offenen Gespräch fühlt und sich deutlich ruckzügiger in dem Forensik Assessment zeigt. Doch nicht jeder neu aufgenommen Patient der zwangsweise untergebracht ist, ist interessiert daran der Pflege sein Leben darzulegen. Es benötigt bei beiden Assessments ein gut geschultes Personal, welches auf den Patienten eingeht ohne ihn zu überfordern. Das Forensik Assessment gilt als Aufnahmeassessment für die gesamte MRVK Herne, sprich für Psychose Patienten sowie für Patienten mit einer Persönlichkeitsstörung. In weiteren Erhebungen muss exploriert werden ob es individueller gestaltet werden muss um Verfälschungen zu vermeiden und korrekt auf den Patienten eingehen zu können. Das Gezeitenmodell Assessment ist da deutlich freier in seiner Anwendung und kann durch das offene Gespräch flexibler angewendet werden. Die Recovery Orientierung des Gezeitenmodell Assessment erfordert eine Veränderung von Arbeitsweisen im klinischen Alltag, die mittels zukünftiger Forschungsaktivitäten weiter untersucht werden sollte. Die Zukunft der Psychiatrischen Behandlung sieht es vor den Patienten als autonomes Individuum zu sehen der mithilfe von Empowerment und Recovery die Stärke und Kraft findet sein Leben selbst zu bestimmen.

Literaturverzeichnis

Deutsche Gesellschaft für Psychiatrie und Psychotherapie, Psychosomatik und
Nervenheilkunde e. V. (DGPPN) (2019). Epidemiologie. In Deutsche
Gesellschaft für Psychiatrie und Psychotherapie, Psychosomatik und
Nervenheilkunde e. V. (DGPPN) (Hrsg.), S-3 Leitlinie Schizophrenie. Gefunden
unter
https://www.dgppn.de/_Resources/Persistent/88074695aeb16cfa00f4ac2d7174
cd068d0658be/038-009l_S3_Schizophrenie_2019-03.pdf

Fichter, V, Meier, M (1981): Pflegeplanung. Basel: Recom

Köstlin (2003) Das Gezeitenmodell. Psychiatrische Pflege 2003 (S.160-167).
Stuttgart : Georg Thieme Verlag KG

LWL Maßregelvollzug (2018). Krankheitsbilder von psychisch kranken
Maßregelvollzugspatienten (§63 StGB) in LWL-Kliniken. Gefunden unter
https://www.lwl-massregelvollzug.de/de/MRV_Inhalte/Patienten/diagnosen/

Rabenschlag, F, Needham, I. (2018). Recovery. Sauter D., Abderhalden C.,
Needham I., Wolff S. (Hrsg.) Lehrbuch psychiatrische Pflege, Bd. 3
(S.870-891), Bern: Hans Huber Verlag

Saimeh, N., Müller J.L. (2017). Standards für die Behandlung im Maßregelvollzug nach
§§ 63 und 64 StGB. Der Nervenarzt 88, 01/2017 Sonderausgabe, S.3.

Sauter, D. (2010). Konzeption von POK. POK – Handbuch. Gefunden unter
https://www.lwl.org/psychiatrieverbund-download/pdf/02_Handbuch_Sep11.pdf

Sauter, D. (2018). Autonomie. Sauter D., Abderhalden C., Needham I., Wolff S. (Hrsg.)
Lehrbuch psychiatrische Pflege, Bd. 3 (S. 652-668),
Bern: Hans Huber Verlag

Sauter, D. (2018). Grundlagen der Psychiatrie. Sauter D., Abderhalden C.,
Needham I., Wolff S. (Hrsg.) Lehrbuch psychiatrische Pflege, Bd. 3
(S.82-109), Bern: Hans Huber Verlag

Schröck, R. Schulz, M., Needham, I., Abderhalden, C. (2008). Die Problematisierung
der Genesung. Eine Klärung der grundlegenden Werte von Recovery:
Die 10 Tidal Verpflichtungen (S.12-22) Zeitschrift für Pflegewissenschaft und
psychische Gesundheit

Schulz, M. (2012) Anders fragen: Überlegung für ein Recovery-orientiertes Assassment. Psychiatrische Pflege 2012 (S.230-235). Stuttgart: Georg Thieme Verlag KG

Strafgesetzbuch (2019) § 20 Schuldunfähigkeit wegen seelischer Störungen. Strafgesetzbuch. In Bundesamt für Justiz (Hrsg.).

WHO (2013). Schizophrenie, schizotype und wahnhafte Störungen (F20-F29). Deutsches Institut für Medizinische Dokumentation und Information (Hrsg.). Gefunden unter https://www.dimdi.de/static/de/klassifikationen/icd/icd-10-gm/kode-suche/htmlgm2013/block-f20-f29.htm

BEI GRIN MACHT SICH IHR WISSEN BEZAHLT

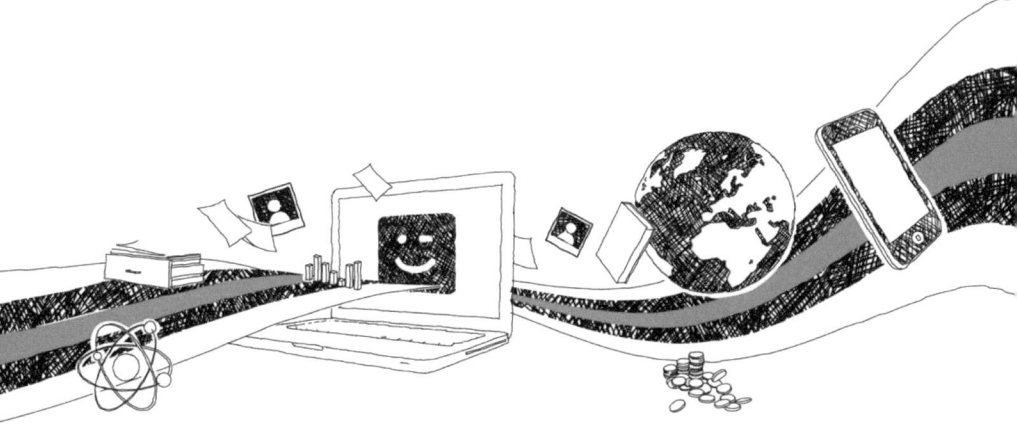

- Wir veröffentlichen Ihre Hausarbeit, Bachelor- und Masterarbeit

- Ihr eigenes eBook und Buch - weltweit in allen wichtigen Shops

- Verdienen Sie an jedem Verkauf

Jetzt bei www.GRIN.com hochladen und kostenlos publizieren

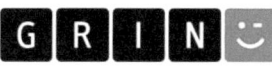